Pérdida De Peso

Recetas de batidos para revertir la hipertensión y
mejorar la salud del corazón en el plan de comidas de la
dieta cardíaca

I0135868

(Batidos ricos en nutrientes y sabor para impulsar su
pérdida de peso)

Bartolome Pastor

TABLA DE CONTENIDOS

¿Qué Pasa Con Los Materiales Orgánicos?

Las prácticas agrícolas orgánicas están diseñadas para promover la conservación del suelo y el agua y reducir la contaminación. Los agricultores que cultivan productos orgánicos y carne no utilizan técnicas convencionales para fertilizar, contener malezas o prevenir enfermedades del ganado. Por ejemplo, en lugar de utilizar herbicidas químicos, los agricultores orgánicos podrían realizar rotaciones de cultivos más avanzadas y esparcir mantillo o estiércol para mantener acorraladas las malezas.

El Departamento de Agricultura de EE. UU. Ha establecido un programa de certificado orgánico que requiere que todos los alimentos orgánicos se ajusten a los estrictos estándares del gobierno. Estas medidas regulan cómo se crían, manipulan y procesan dichos alimentos.

Cualquier producto marcado como orgánico debe estar certificado por el Departamento de Agricultura. Si un alimento tiene una etiqueta orgánica del Departamento de Agricultura, significa que se produce y procesa de acuerdo con los criterios del Departamento de Agricultura. El sello es voluntario, pero muchos productores orgánicos lo utilizan.

Los productos demostraron que el 95% o más de productos orgánicos exhiben este sello del Departamento de Agricultura

Los productos que son totalmente orgánicos, como frutas, verduras, huevos u otros alimentos de un solo ingrediente, están marcados como 100 por ciento orgánicos y pueden llevar el sello del Departamento de Agricultura.

Los alimentos que tienen más de un componente, como el cereal para el desayuno, pueden utilizar el sello orgánico del Departamento de Agricultura más la siguiente redacción, dependiendo de la cantidad de ingredientes orgánicos:

100 por ciento orgánico Para utilizar esta frase, los productos deben ser totalmente orgánicos o estar hechos de todos los componentes orgánicos.

Orgánico. Los productos deben ser al menos 95 por ciento orgánicos para utilizar este término.

Los productos que contienen al menos un 70 por ciento de ingredientes orgánicos podrían indicar "hecho con ingredientes orgánicos" en la etiqueta, pero podrían no utilizar el sello. Los alimentos que contienen menos del 70 por ciento de componentes orgánicos no pueden utilizar el sello o la palabra "orgánico" en las etiquetas de sus productos. Pueden incluir los elementos orgánicos en su lista de ingredientes, de todos modos.

¿'Orgánico' y 'natural' significan lo mismo?

No, "natural" y "orgánico" no son términos intercambiables. Es posible que vea "natural" y otros términos como "todo natural", "libre" o "libre de hormonas" en las etiquetas de los alimentos. Estas descripciones tienen que ser verdaderas, pero no las mezcle con el término "orgánico". Solo los alimentos que se crían y procesan de acuerdo con los criterios orgánicos del

Departamento de Agricultura pueden etiquetarse como orgánicos.

Los productores convencionales utilizan pesticidas para proteger sus cultivos de mohos, insectos y enfermedades. Si los agricultores rocían pesticidas, esto puede dejar residuos en el producto. Algunas personas compran alimentos orgánicos para restringir su exposición a estos residuos. Según el USDA, los productos orgánicos tienen significativamente menos residuos de pesticidas que los productos convencionales. De todos modos, los residuos en la mayoría de los productos, tanto orgánicos como no orgánicos, no superan los umbrales de seguridad del gobierno.

Un estudio reciente analizó los últimos 50 años de artículos científicos sobre el contenido de nutrientes de los alimentos orgánicos y convencionales. Los investigadores concluyeron que los alimentos producidos orgánica y convencionalmente son similares en su contenido de nutrientes. La investigación en esta área está en progreso.

La hipertensión, o presión arterial alta, ocurre cuando las arterias se congestionan con la placa, que se acumula con el tiempo. La mayoría de la placa arterial se deriva de la dieta y comúnmente proviene de grasas saturadas, grasas trans y el consumo de colesterol en la dieta, además de comer en exceso en general. Los expertos aconsejan que hasta el cincuenta por ciento de los adultos en los Estados Unidos corren el riesgo de contraer hipertensión, lo que aumenta sus probabilidades de accidente cerebrovascular, insuficiencia renal, ataque cardíaco e insuficiencia coronaria.

Ser pesado u obeso, consumir demasiado sodio o muy poco potasio o vitamina D, y el consumo irrazonable de alcohol son factores de riesgo significativos para la hipertensión. Para prevenir o ayudar a reducir la hipertensión, coma una variedad de alimentos saludables, como frutas, verduras, granos integrales y fuentes de proteínas magras, y reduzca el consumo de azúcares añadidos, grasas saturadas y alimentos fritos. La actividad física regular también es un medio para prevenir la hipertensión.

Las afecciones y enfermedades cardiovasculares, como enfermedades cardíacas, arteriosclerosis, insuficiencia cardíaca congestiva, ataque cardíaco y accidente cerebrovascular, son enfermedades graves y posiblemente mortales que podrían resultar de años de alimentación no saludable. Una dieta saludable es una de las herramientas más eficientes que tiene para combatir las enfermedades del corazón. Los alimentos como las grasas saturadas (que se encuentran en las carnes grasas, el queso, la mantequilla y los huevos) y las grasas trans (que se encuentran en la manteca, la margarina, los alimentos fritos y los bocadillos procesados) aumentan el riesgo de enfermedades cardiovasculares. Los alimentos ricos en nutrientes, como frutas, verduras, granos integrales, legumbres y otras fuentes de proteínas magras, pueden disminuir el riesgo de tales enfermedades. Además, al menos 2 porciones de pescado graso, como salmón, atún o caballa, por semana, ya que proporcionan al cuerpo ácidos grasos omega-3, grasas saludables para el corazón que el cuerpo necesita.

Para mantener la salud a largo plazo y prevenir enfermedades relacionadas con la dieta, siga una dieta equilibrada, rica en una variedad de alimentos nutritivos.

Camina

Cualquiera puede perder peso dependiendo de la intensidad y duración de su caminata, así como de su dieta. Esa es la razón por la que muchos expertos aconsejaron a las personas con sobrepeso que usen caminatas, ya que esto puede ser una gran parte de su viaje para perder peso. Sin embargo, esto no significa que deba dejar de llevar una dieta sana y equilibrada. Aún debe ceñirse a su plan de pérdida de peso. Caminar es solo una ventaja para aquellos que quieren ver resultados en poco tiempo.

Caminar como una ventaja para su viaje de pérdida de peso

Algunas personas dicen que las actividades físicas como caminar no son importantes cuando se trata de perder peso. Pero, la verdad es que usar caminatas para perder peso puede ayudarlo a llegar a los resultados deseados.

Si considera agregar 30 minutos de caminata rápida a su actividad diaria, quemaría alrededor de 150 calorías diarias. Para perder una libra cada semana, necesita deshacerse de 500 calorías cada día. Por supuesto, cuanto más tiempo pase caminando y más rápido sea su ritmo, podrá quemar más calorías.

Para que pueda perder peso con éxito caminando, debe mantener la intensidad de su ejercicio en un nivel vigoroso o moderado. En lo que respecta a la pérdida de peso, cuanto más tiempo camines o más intenso sea tu ejercicio de caminata, más calorías quemarás. Sin embargo, hay que tener en cuenta que el equilibrio es fundamental.

Si es nuevo en la actividad física y el ejercicio regular, puede comenzar con una intensidad baja y aumentarla gradualmente. Una vez que haya logrado perder peso, no debe eliminar los ejercicios para caminar de su rutina diaria, ya que esto le ayudará a mantener su peso. De hecho, los estudios demostraron que las personas que mantienen su peso durante un período prolongado siempre consideran las caminatas regulares. Por lo tanto, siga caminando y asegúrese de seguir una dieta sana y equilibrada.

Guía sobre cómo usar la caminata para bajar de peso

Como se mencionó anteriormente, caminar solo no lo ayudará a perder peso con éxito. Aún debe considerar llevar una dieta saludable, ya que esto puede permitirle lograr todos sus objetivos de pérdida de peso.

La mayoría de las personas que intentan perder peso tienen dificultades para mantenerse en el curso. A través de esta guía, se sentirá motivado a perder peso.

1.Mantenga un registro de su dieta

La mejor clave para que usted evite comer en exceso es mantenerse al día con lo que está comiendo. Puede parecer una tarea simple, pero administrar su dieta puede ser un desafío. Si no quiere arruinar sus objetivos de pérdida de peso, cree un registro de lo que come o bebe. También puede ser una buena idea llevar un registro de las calorías de sus alimentos. De esta forma, podrá mantener su peso.

2.Mida sus paseos

Hay diferentes formas de monitorear sus caminatas o qué tan lejos ha caminado. El seguimiento de la distancia le permitirá comparar rutas y puede ayudarlo a aumentar su distancia, lo que también puede permitirle quemar más calorías, lo cual es crucial si está caminando para deshacerse de los kilos de más.

3.- lleve un registro de caminatas

Mantener un registro de caminatas también es importante, como tener un registro de alimentos. Esto le ayudará a estar motivado para perder peso. Aparte de eso, su registro de caminatas le permitirá realizar un seguimiento de su progreso a medida que aumenta gradualmente la intensidad de sus caminatas.

El Ejercicio Es Extremadamente Beneficioso.

Cuando piensas en la vida en el pasado cuando tu sudor era causado por el trabajo duro y el sol, es simplemente te hace sentir bien por todas partes. El sol golpeando tus hombros y la tensión en tus músculos te hacen sentir más fuerte por todas partes. Realmente no hay nada mejor que trabajar afuera - afuera.

Pero, la mayoría de la gente se ha mudado a la ciudad. Los días de trabajar en la granja se han ido hace mucho la mayoría, sin embargo, hay algunas personas que todavía tienen esa gloriosa sensación de trabajar y producir algo que fuera real y mantener los kilos mientras lo hacen. En serio, si piénsalo, ¿cuántos peones, vaqueros y ganaderos están gordos? No hay muchos.

Piensa en sus estilos de vida. Se levantan, toman un café y desayunan, van al trabajo, vienen a almorzar, ir a trabajar, venir a cenar y luego acostarse lo suficientemente temprano como para levantarse en la mañana y hacerlo todo de nuevo. Mientras tanto, reciben buen sol y aire fresco y consumir agua fresca durante todo el día. Realmente es un estilo de vida saludable. Desafortunadamente, la mayoría de nosotros trabajamos adentro, sentado y todavía come tres comidas al día pero tiene que hacerlo tan rápido que ni siquiera tener la oportunidad de probarlo.

Es un hecho de la vida que la gente de la ciudad no hace mucho ejercicio, a menos que vivas en una ciudad donde caminas donde quiera que vayas. Esto significa que tienes que poner tu mente en ello y trabajar en ello. Tú tiene que adaptar el ejercicio a su horario diario o tendrá sobrepeso y se enfermará, eso es solo la forma en que el ejercicio es la mejor manera de controlar la obesidad, es la mejor manera de controlar el estrés, hipertensión, enfermedades cardiovasculares y otras enfermedades relacionadas con el estilo de vida si puedes entrenar fuera, aún mejor tu cuerpo necesita tanto aire fresco como pueda.

Beneficios De Una Nutrición Adecuada Para La Salud

A estas alturas, debe comprender completamente que una alimentación saludable no es sinónimo de hacer dieta, y especialmente en lo que respecta a las peligrosas dietas de moda. Comer la comida adecuada puede ser una lucha al principio, pero es un desafío que garantiza numerosos beneficios para la salud una vez que una alimentación saludable se convierta en una parte habitual de su vida.

Al saber qué alimentos comer más y cuáles comer con moderación, podrá beneficiarse de una ingesta equilibrada de vitaminas, minerales y nutrientes esenciales. Esto puede resultarle una sorpresa, pero demasiada vitamina en particular puede ser perjudicial para su salud.

La toxicidad de la vitamina D, por ejemplo, puede provocar un contenido excesivo de calcio en su cuerpo, lo que podría ser perjudicial para los huesos y el corazón. Por otro lado, las deficiencias de vitaminas son, como sabe, igual de malas. La hipocobalaminemia o la deficiencia de vitamina B12 pueden causar daños a largo plazo en los tejidos nerviosos si el trastorno no se aborda y no se trata.

Mayores Niveles De Vitalidad

Mucha gente tiene dificultades para comprender la importancia de la energía porque es algo que en realidad no se puede ver. Aun así, la energía es algo que marcará la diferencia en cómo se siente, especialmente a medida que avanza en los años. Los niveles más altos de energía le permiten ser más activo físicamente, especialmente en comparación con sus compañeros que aún no han apreciado los beneficios de una alimentación saludable. Puede disfrutar de una mejor calidad de vida en general y pasar un tiempo más productivo no solo en el trabajo, sino también cuando pasa tiempo con sus seres queridos.

El press de banca puede desarrollar el pecho y los tríceps.

Cuando haces press de banca, puedes enfocarte no solo en los músculos del pecho sino también en los tríceps. Con el press de banca regular, naturalmente desarrollaría los músculos del pecho. Para apuntar a tus tríceps, todo lo que necesitas hacer es juntar las manos. Esto quitaría la presión de los músculos del pecho y la aplicaría a los tríceps.

Hacer trampa en el press de banca.

Si quieres obtener mejores resultados con el press de banca, puedes hacer un truco para esto. Para ello, todo lo que tienes que hacer es tratar de mirar a tu mano dominante sin girar la cabeza hacia ella. Cuando hagas esto, no sentirás que realmente estás ejerciendo la misma presión sobre la otra mano; y por eso, serías capaz de levantar más peso.

Facilitar las flexiones.

A muchas personas les resulta difícil hacer las flexiones, especialmente para aquellas que están pensando en unirse para hacer la rutina. Para hacerlo más fácil, deberías pensar en bajar los codos con ella.

La razón detrás de esto es que pensar en levantarte puede hacer que te concentres más en tu peso que cuando piensas en bajar los codos.

Caliente sus músculos antes de levantar pesas.

Cuando se trata de levantar pesas, siempre es mejor si primero haces ejercicios de calentamiento. Esto previene lesiones, además de que también te puede ayudar a relajarte y a realizar bien las rutinas. Para calentar, simplemente puedes hacer ejercicios de estiramiento o hacer rutinas cardiovasculares ligeras.

Cómo saber si estás usando demasiado peso para tus músculos.

La mejor manera de saber si estás usando la cantidad correcta de peso cuando entrenas es tratar de hacer las rutinas lentamente. Si se ve obligado a balancear las pesas para levantarlas, entonces está usando demasiado peso. No use demasiado peso para evitar ponerse en riesgo de lesionarse.

Protege tu columna en todo momento.

Siempre que levantes pesas, debes tener en cuenta que la ejecución incorrecta de la rutina puede dañar tu espalda o columna.

Con esto, debe asegurarse de que puede proteger su espinilla en todo momento. Para asegurarte de que así sea, debes practicar una postura correcta para que la presión de cada rutina se dirija a los músculos que pretendes desarrollar.

Cómo respirar correctamente .

Respirar adequadamente durante o exercício é importante se você quiser alcançar os resultados desejáveis do seu programa de exercícios.

Para garantir que você está respirando corretamente, você deve expirar quando fizer esforço e inalar quando estiver descansando. Com isso, se você está levantando pesos, então você deve expirar quando você levantar o peso, e inalar, quando você voltar para sua posição inicial.

Saiba que rotinas visam quais músculos.

Rotinas diferentes visam diferentes músculos. Assim, você precisa conhecer as rotinas que visam os músculos que você deseja aprimorar. Por exemplo, se você quiser desenvolver mais os músculos do tórax, as rotinas que você deve executar são flexões, peitoral, supino e assim por diante.

Para construir músculos, você precisa carregar proteína.

As proteínas são os blocos de construção do seu corpo. Assim, você precisa ter certeza de que você come itens alimentares que são carregados com ele. Sem um suprimento adequado de proteína, seu corpo não teria as ferramentas necessárias para reparar seus tecidos desgastados. Além disso, também não teria a capacidade de construir músculos melhores.

Caminhe no parque pela manhã.

Se você está se perguntando quando é o melhor momento para fazer sua caminhada, então você deve saber que é durante a manhã. Andar no parque no início da manhã lhe daria muitos benefícios. Além de aumentar os seus níveis de energia no início do dia, também lhe dará a oportunidade de inalar ar fresco e absorver a vitamina D3.

Exercitar sem ir ao ginásio.

Tenha em mente que você sempre pode se exercitar sem ir ao ginásio. Você pode caminhar no parque, ao redor do quarteirão ou até mesmo em sua casa. Afora isso, subindo e descendo as escadas em seu escritório ou em casa também pode fazer você se esforçar para melhorar sua condição física.

Além disso, existem também outras rotinas de treino que você pode realizar em casa; e, alguns deles podem exigir equipamentos de treino, enquanto outros não.

Não quebre seu hábito de exercício.

Um dos obstáculos que você pode encontrar quando se trata de malhar é quando você sente vontade de quebrar o hábito do exercício. Depois de fazer isso, pode se tornar uma coisa normal para você e, eventualmente, fazer com que você acabe com o exercício.

Assim, você deve evitar longas pausas no trabalho, tanto quanto possível. Ao fazer isso, você está garantindo que você pode estar em forma para o resto da sua vida.

Prevenir ferimentos na corrida.

Para evitar lesões na corrida, você pode fazer algo diferente por uma semana em cada seis. Para essa semana, tente reduzir a distância que você costuma cobrir ao meio. Além disso, em vez de correr 6 dias durante a semana, você também pode reduzi-lo para 3.

Ao fazer isso, você estaria proporcionando ao seu corpo uma chance melhor de se recuperar, o que também é uma boa maneira de evitar lesões.

Capítulo 4: Quizás Uno De Los Aspectos Más Oscuros Es La Prevalencia De La Obesidad Infantil Y Adolescente.

La obesidad en adolescentes y niños es quizás una de las cosas más tristes que veo. Es cruel y horrible que los niños tengan tanto sobrepeso, y no tendrán una buena vida social o médica, y muchas cosas los deprimirán.

Les resultará difícil hacer amigos, ya que serán acosados en la escuela debido a su peso y su salud sufrirá mucho, ya que las complicaciones médicas siempre van acompañadas de obesidad. ¡Necesitamos ayudar a nuestros niños y adolescentes a sacudir sus vidas malsanas y volver a estar en forma y tener una vida saludable!

Múltiples Variables Contribuyentes

La obesidad adolescente es un problema muy complicado, ya que la obesidad no siempre es causada por la pereza y el exceso de comida; a veces se debe al historial médico de su familia y las condiciones médicas que puedan estar sufriendo. Aunque no toda la obesidad en los adolescentes se debe a la genética, también puede deberse a afecciones médicas. Los problemas con las glándulas o los problemas de la tiroides, son a menudo una causa que contribuye a la obesidad, pero la obesidad contribuye con muchas otras complicaciones médicas. Si no desea que su hijo o adolescente sufra, entonces es necesario tomar medidas para solucionar el problema de la obesidad.

Fomentar La Mejora De Los Hábitos Y El "Juego"

Aunque la pereza y la mala alimentación contribuyen en gran medida al problema de la obesidad en los adolescentes, debemos alentar a los adolescentes a salir más, en lugar de estar jugando adentro con computadoras y viendo la televisión. Es necesario que se les muestre lo que es una dieta aceptable y se les enseñe que la comida chatarra y los alimentos precocinados no son la mejor opción para ellos, ¡y que existen alternativas saludables disponibles!

Al hacer esto, ayuda a combatir la obesidad en los adolescentes y salvar a nuestros hijos de un futuro de problemas emocionales y, lo que es más importante, problemas de salud asociados con la obesidad.

Se debe alentar a los niños a participar en más actividades físicas, como deportes y salir más. Hacer esto asegurará (si comen adecuadamente) que quemarán más calorías de las que están comiendo, por lo tanto, mantendrán el peso ... y, si es necesario, perderán el peso que necesitan perder.

La obesidad debe abordarse en las primeras etapas para ayudar a prevenir una vida de malestar y dolor.

Los padres deben tomar una postura fuerte, para ayudar a prevenir la obesidad en los adolescentes y "arreglar" a sus hijos. Por todo lo que dicen, que puedes llevar un caballo al agua pero no puedes hacerlo beber, los padres deben demostrar que llevan una alimentación saludable y los niños seguirán su ejemplo. ¡Los adolescentes deben ser conscientes de las consecuencias de la obesidad y ayudarlos hacia un futuro mejor!

¿Qué Puedes Hacer Para Ayudar A Perder Peso?

Hay muchas maneras de perder peso. Algunos de los métodos que la gente usa para bajar de peso incluyen hacer ejercicio y restringir sus dietas para lograr los mejores resultados de pérdida de peso. Por lo tanto, las personas que quisieran alcanzar el peso de sus sueños se regocijan con las diversas opciones disponibles. Sin embargo, incluso con estas opciones de pérdida de peso disponibles, algunas personas todavía carecen de la voluntad de trabajar hacia el peso de sus sueños. En lugar de luchar contra la flacidez, simplemente aceptan su actual peso y no deciden hacer nada al respecto. Esto puede deberse a que desconocen cómo poner el esfuerzo y la motivación para bajar de peso o subestiman los beneficios diversos que les ayudará a sus cuerpos y a su salud.

Si se encuentra entre estas personas que se han dado por vencidas con la idea de perder peso, debería considerar estos beneficios antes de detener su batalla contra el exceso de peso y pulgadas.

Cuando se trata de perder peso, los beneficios para la salud encabezan la lista de razones por las que debe trabajar duro Al perder peso y no ser obeso, también podrá reducir su riesgo de contraer enfermedades graves en el futuro. Por ejemplo, las personas que tienen exceso de peso generalmente desarrollan diabetes debido a un aumento en el nivel de azúcar en la sangre. El problema con esta condición es que puede ser difícil de tratar y requeriría inyecciones regulares de insulina para controlar esta condición médica. Si la enfermedad empeora, el paciente puede incluso necesitar someterse a diálisis. Esto se debe a que la diabetes puede impedir que sus riñones filtren la sangre en su cuerpo, causando desechos en su cuerpo para entrar en su torrente sanguíneo. Como sus riñones no pueden funcionar bien,

La diálisis se convertirá en una parte fundamental de su vida, ya que hará el trabajo que sus riñones no pueden hacer. Si bien, su enfermedad puede indicarle que vigile atentamente su dieta y ejercicio, puede que sea un poco demasiado tarde, ya que es posible que tenga que luchar con su condición durante toda tu vida.

La pérdida de peso también tiene la capacidad de ayudar a su cuerpo a mantener el equilibrio. Tener un cuerpo pesado puede hacer que las personas se muevan a un ritmo más lento e incluso pierdan el equilibrio de vez en cuando.

Cuando tengas una gran masa corporal, tendrás mayor inercia. Como tal, tu cuerpo lo encontrará.

difícil de mover, especialmente cuando es abrupto. Sin embargo, sí puede perder peso, se sentirá mucho más ligera y ágil. El equilibrio ya no será un problema para que puedas moverte a un ritmo más rápido que antes.

Finalmente, las personas que pierden peso también se encontrarán ahorrando dinero en el proceso. Este beneficio puede venir de diferentes maneras. Cuando pierde peso, es menos probable que desarrolle enfermedades como la diabetes o problemas cardíacos. Como tal, podrá ahorrar el dinero necesario para la hospitalización, la medicación y diversos tratamientos, como sesiones de terapia y diálisis.

Además de las facturas del hospital, también puede encontrar que comprar ropa ahora es más fácil y más barato.

con tus nuevas medidas. Esto se debe a que cuando bajes de peso, no tendrás que ir de compras.en tiendas que se especializan en ropa de tallas grandes. En su lugar, podrá simplemente dirigirse hacia abajo, al centro comercial más cercano para elegir ropa nueva para ti. La pérdida de peso no es más que beneficiosa para usted y puede lograrla con la ayuda de esfuerzo, disciplina y motivación. Comience a planificar su programa de pérdida de peso hoy para experimentar estos beneficios.

Antes De Comenzar Cualquier Programa De Pérdida De Peso, Hay Una Serie De Factores A Considerar

La pérdida de peso se ha convertido en una prioridad para muchas personas en estos días. A algunas personas les gustaría lograr esto, únicamente con fines estéticos, mientras que otros han sido influenciados por médicos estadísticas. Por un lado, los problemas médicos serios como la diabetes y los problemas cardíacos están comenzando a ser cada vez más frecuente entre las personas que tienen entre 20 y 30 años. Como tal, muchos

han comenzado con programas de pérdida de peso para evitar tener estos problemas de salud.

Cuando busca el programa de pérdida de peso adecuado, es fundamental que esté preparado y

tener expectativas razonables al respecto. Las siguientes, son algunas de las cosas que debe saber antes de elegir y comenzar su programa de pérdida de peso:

No todos los programas de pérdida de peso funcionarán para todos

Todos son diferentes. Como tal, los programas de pérdida de peso no tendrán el mismo efecto en todos,

especialmente porque habrá diferencias en las tasas metabólicas y el compromiso del individuo para el programa. Si bien, puede tener en cuenta lo que el programa ha hecho por otras personas, pero debe estar preparado para resultados que son diferentes. Si buscas un buen programa de pérdida de peso, no solo necesitarás investigar, sino también usar tu sentido del juicio para evitar decepciones.

La Inspiración De Metas Y Objetivos

Con el fin de mantener la atención en lo que quiere lograr, tendría sentido que primero tenga una idea fuerte y rápida de qué es exactamente lo que realmente usted quiere lograr!

Estas son sus metas u objetivos. Como usted prefiera llamarlos, en esencia, el significado sigue siendo el mismo, y que van a ser lo que busca, y lo que intenta lograr dentro de su pérdida de peso.

Básicamente, cualquier *buena* meta u objetivo tiene un solo propósito: motivarle.

Y hay dos formas en las que tener un objetivo puede lograr esto:

1. Proporcionándole un desafío de trabajar para lograr
2. Inculcar un sentido de logro y estímulo

Estos dos componentes son parte integrante de la eficacia que viene con tener algunos firmes objetivos. Pero para que sus objetivos hagan realmente lo que usted quiere de ellos, ellos van a tener que ser a la vez un reto, pero al mismo tiempo, realistas.

Por ejemplo, si tiene una meta de perder 10 kg en un día – pues eso sería totalmente irreal y nunca lo lograría.

Por otro lado, si su objetivo era perder 1 kg en un año – eso sería demasiado fácil y no tendría ningún sentido de desafío para lograrlo.

Por lo tanto, el tipo perfecto de meta que usted va a querer establecer es el que viene en algún punto intermedio. Antes de hacerlo, sin embargo, usted debe saber que hay dos tipos generales de objetivos que se pueden establecer, y cada uno tiene su propio propósito especial.

Objetivos A Largo Plazo

Cualquier cosa que se va a tomar un gran espacio de tiempo podría considerarse una meta a largo plazo. Así que, cuando se trata de la pérdida de peso, esto puede ser una meta anual o semestral que desea lograr.

De hecho, usted probablemente ya tiene una idea bastante decente de cuál es su objetivo a largo plazo.

Dependiendo de su preferencia, puede establecer un objetivo a largo plazo duro y rápido que se basa en cifras reales a su pérdida de peso. O, si se quiere, incluso se podría mantener su meta a largo plazo como un deseo más general para lograr una cierta apariencia o cuerpo.

Por supuesto, cabe señalar que si añade las cifras reales a su objetivo, se dará algo más tangible para trabajar y desafiarse a sí mismo mientras lo hace.

Pase unos minutos pensando en lo que *realmente* quiere lograr de su pérdida de peso y luego conviértalo en una meta. Trate de hacer algo que verdaderamente valga la pena lograr, al menos, por lo que si usted termina llegando a su objetivo, sentirá ese brillo de la realización.

No establecerse objetivos a largo plazo que realmente se puedan lograr con poco o ningún esfuerzo.

Además, mientras está en ello, tenga en cuenta que hay otro tipo de objetivo que va a ser entrelazado con este objetivo a largo plazo. Vamos a discutir eso ahora...

Atún En Pan Tostado

Ingredientes

10 pequeños encurtidos cortados en cubitos
sal, pimienta
8 pimientos reducidos a la mitad sin semillas
4 latas de atún en agua drenadas hasta la mitad (185 gr.)
6 huevos duros
2 cebolla de primavera finamente picada

Tiempo de preparación: 5 minutos
Tiempo de cocción: 10 minutos

Preparación:

1. Combine el atún, los huevos, la cebolla de primavera, los encurtidos y condimentos en un procesador de alimentos y mezcle hasta que esté batido.

2. Rellene las mitades de los pimientos con la composición y sirva.

Reemplace Su Consumo De Sal Con Hierbas Orgánicas

La sal no hace que su cuerpo pierda o gane grasa. Como una cuestión de hecho, la sal no tiene ninguna cantidad de calorías. Sin embargo, consumir alta cantidad de sal puede resultar en un aumento de peso temporal. Es porque esto hace que su cuerpo retenga agua. Por otro lado, si consumes menos sal, su cuerpo puede perder algo de peso porque su cuerpo expulsa agua.

Es interesante notar que la mayoría de las dietas rápidas que cuentan con la pérdida de peso depende de alimentos con poco o ningún contenido de sal. Pero esto no significa que eliminará la sal de su dieta. Si quieres puedes ponerles sal a tus alimentos. Sin embargo, si desea ver resultados inmediatos, ¿Por qué no considerar el uso de hierbas frescas en lugar de sal? De esta manera, no solo podrá perder peso, pero también tendrá un peso más saludable.

¿Por Qué Cambiar Su Posición Sobre La Sal?

Aunque la sal es una parte esencial de la dieta, comer demasiada de esta puede ser perjudicial. De hecho, las estadísticas muestran que la mayoría de los estadounidenses comen demasiada sal. Para que su cuerpo funcione correctamente, necesita consumir 500 mg al día.

¿Qué hace el sodio?

No es necesario eliminar la sal de su dieta. Los expertos aún aconsejan a las personas que hacen dieta que deben usar esto para que su cuerpo funcione correctamente. El sodio es un elemento que equilibra los fluidos corporales, juega un papel en la contracción, así como la relajación de los músculos y transmite impulsos nerviosos.

Sin embargo, demasiada cantidad de sodio en su dieta puede causar efectos negativos en el cuerpo de uno. Esto retiene y atrae agua, que conduce a un aumento del volumen de sangre que hace que su corazón trabaje más De lo que solía ser.

Vinagre de vino

obtenido a partir de vino de uva por fermentación de vinagre, el vinagre terminado debe contener menos del 6% de ácido acético. Además del ácido acético, contiene otros ácidos orgánicos, ésteres, aldehídos y muchos productos de la fermentación del vino. El vinagre de vino tinto clásico se obtiene a partir de vinos seleccionados de Burdeos (Cabernet, Merlot, etc.). Este vinagre envejece durante mucho tiempo en barricas de roble, lo que le confiere un sabor y aroma únicos. El vinagre de vino español está hecho de jerez andaluz. Tiene un aroma ligeramente amaderado y un color ámbar. Refinar en barricas de roble durante 12 años. En cantidades muy pequeñas se añade a todos los platos en los que se añade vinagre según la receta, pero es especialmente bueno en salsas y ensaladas. El vinagre de vino blanco L' es famoso por su olor delicado y su sabor delicado y delicado. Para aderezar, este vinagre es ligeramente dulce. Un sustituto interesante del vinagre de vino para adiciones a los platos (incluso para niños) se puede preparar en casa a partir de vino seco, para lo cual se calienta a fuego medio hasta que se reduce por un factor de tres (el alcohol se evapora por completo). Si lo desea, agregue un poco de azúcar al líquido espeso resultante. Este suplemento dietético casi no contiene ácido acético, pero contiene muchos ácidos y minerales beneficiosos que se encuentran en las uvas. Si lo desea, agregue un poco de azúcar al líquido espeso resultante. Este suplemento dietético casi no contiene ácido acético, pero contiene muchos ácidos y minerales beneficiosos que se encuentran en las uvas. Si lo desea, agregue un poco de azúcar al líquido espeso resultante. Este suplemento dietético casi no contiene ácido acético, pero contiene muchos ácidos y minerales beneficiosos que se encuentran en las uvas.

Vinagre de frutas

a base de alcohol o vinagre de vino cons la adición de frutas o jugos de frutas o por fermentación de materias primas de frutas y bayas. El vinagre de frutas se usa para hacer bebidas, para leudar sopas de repollo, borscht, para aderezar ensaladas y aderezos, para preparar salsas, mayonesas, para conservar frutas y verduras. Las propiedades curativas se pueden comparar con el vinagre de sidra de manzana natural.

¿Quién Puede Hacer Tabata?

El entrenamiento Tabata está diseñado para personas que ya son o fueron activas alguna vez. Aún así, las retinas pueden ajustarse a cualquier nivel de condición física.

Si tu condición física no es buena o has pasado mucho tiempo en sedentarismo, se recomienda que empieces con rutinas de 2 minutos, o 4 intervalos en lugar de 8. También puedes adaptar la rutina haciendo intervalos más cortos en lugar de los 20 segundos.

Naturalmente, no obtendrás los mismos resultados, pero sin duda te beneficiará. Además, puedes incremental gradualmente la intensidad de tu entrenamiento. Como se ha recomendado antes, acudir a un médico antes de comenzar cualquier clase de rutina de ejercicios es muy importante.

¿Necesito Equipo Especial?

Una de las ventajas del entrenamiento Tabata es que no se necesita ninguna clase de equipo especial además de un cronómetro, que no es difícil de conseguir.

Existen, incluso, cronómetros Tabata profesionales en venta, o puedes hacer uso del cronómetro en línea disponible en el sitio web tabatatimer.com. ¡Yo lo uso y es genial! Además, si tienes un iPhone, puedes descargar la app del cronómetro Tabata.

La flexibilidad del entrenamiento es lo que hace tan especial al Protocolo Tabata. Si estás viajando o no tienes o no puedes acudir a un gimnasio, desde tu casa o en un parque, puedes realizar tu entrenamiento en cualquier circunstancia.

Comprensión De La Dieta Sirtfood

Matten y Goggins desarrollaron esta dieta mientras trabajaban en un gimnasio privado. Son conocidos nutricionistas y consultores de salud que han estado en la industria por mucho tiempo. Según ellos, el gen de la delgadez en tu cuerpo puede ayudarte a perder peso si comes los alimentos adecuados para desencadenarlo. La dieta de sirtuinas solo incluye alimentos ricos en un compuesto llamado sirtuina. Las sirtuinas son compuestos proteicos que benefician al cuerpo de numerosas maneras. Los beneficios de las sirtuinas son:

El dúo creía que diferentes compuestos de plantas podrían ayudar a aumentar las sirtuinas en el cuerpo. Estos alimentos ricos en sirtuinas se llaman sirtelas, y veremos algunos de estos alimentos en detalle en el tercer capítulo. A diferencia del ayuno, la dieta de sirtuinas requiere que comas comidas saludables y sanas hechas con ingredientes ricos en sirtuinas, que liberan el compuesto proteico en tu cuerpo. Esto asegura que proveas a su cuerpo con la nutrición requerida. Además, tienes que restringir tu ingesta calórica durante la primera semana para activar el gen de la delgadez, que también ayuda a reducir el peso de forma saludable.

Según el dúo de autores que diseñaron esta dieta, la dieta sirtfood reduce el riesgo de varias enfermedades y también activa el gen de la delgadez. Dado que la dieta es todavía relativamente nueva, hay pocas investigaciones disponibles para respaldar esta afirmación, aunque una serie de celebridades como Adele, David Haye y Jodie Kidd que siguieron esta dieta mostraron resultados tremendos.

Los alimentos que aumentan los compuestos de sirtuina tienen muchas propiedades saludables y vienen con una gran cantidad de beneficios. Muchos de los alimentos de la lista también se consideran superalimentos. Tanto Matten como Goggins realizaron pruebas intensivas para entender cómo la dieta afecta a las personas. Realizaron estas pruebas y ensayos en su centro de fitness con 39 sujetos y publicaron los detalles y conclusiones de su estudio en un libro del que fueron coautores. El objetivo del estudio era consumir solo sirtfood y determinar cómo cambia el cuerpo de una persona debido a estos ingredientes.

Los sujetos debían hacer poco ejercicio cada día para ayudar a la pérdida de peso y al crecimiento muscular. Su peso fue monitoreado regularmente; Matten y Goggins notaron que algunas personas también desarrollaron masa muscular. El dúo continuó monitoreando el peso de sus sujetos incluso después de que regresaron a su estilo de vida anterior. Observaron que la mayoría de las personas eran capaces de mantener su peso siempre y cuando controlaran su ingesta calórica.

Es importante señalar que cuando se priva al cuerpo de calorías, el cuerpo ataca el glucógeno almacenado para producir energía antes de que ataque los depósitos de grasa. Por lo tanto, cuando estás en cualquier dieta, el peso que pierdes durante las primeras semanas es principalmente agua y glucógeno. Tu cuerpo necesita cuatro moléculas de agua para almacenar una molécula de glucosa, y estas moléculas son las primeras en ser atacadas cuando hay un déficit de calorías.

Matten y Goggins notaron que los sujetos que volvieron a sus antiguos patrones de alimentación ganaron el peso que perdieron y más en un lapso de una semana. Solo aquellos que siguieron los principios de la dieta y consumieron alimentos ricos en sirtuina continuaron perdiendo peso. La dieta sirtfood te ayudará a perder peso en las primeras semanas a medida que cambies todo tu patrón de alimentación y consumas más alimentos ricos en sirtuina. Si decides volver a tus antiguos patrones de alimentación, el peso volverá. Solo puedes mantener tu peso si sigues este patrón de alimentación.

Como se mencionó anteriormente, la dieta de sirtuinas aumenta la ingesta de alimentos ricos en sirtuinas. Esto, junto con la restricción calórica prescrita por la dieta, ofrece sus beneficios de pérdida de peso. Las sirtuinas estimulan la producción de una proteína específica conocida como Linfoma Quinasa Anaplásico (ALK). Se cree que es la responsable de la pérdida de peso asociada a esta dieta. El gen de la delgadez es el responsable de regular la producción de ALK. La principal diferencia en nuestro metabolismo es responsable de la capacidad de perder o ganar peso. Por ejemplo, algunos luchan por perder peso mientras que otros se enfrentan a dificultades para ganarlo. Un grupo de científicos se propuso determinar la razón principal de esta diferencia. Durante su investigación, se toparon con lo que ellos llaman el gen de la delgadez.

La presencia de una variante del gen ALK regula la capacidad de un individuo para ganar peso independientemente de su dieta. Los investigadores establecieron lo mismo. Este gen está presente en una parte del cerebro responsable de regular el apetito, conocida como el hipotálamo. El gen delgado también regula la grasa almacenada en el cuerpo y la ingesta de grasas. Los científicos observaron el ADN de más de 45.000 individuos. También utilizaron datos del biobanco de Estonia, una base de datos biológica masiva. Durante su investigación, los científicos descubrieron que a los individuos con cualquier variante de este gen específico les costaba mucho trabajo ganar peso. Si la pérdida de peso es su prioridad, activar este gen es una buena idea. La forma más simple de hacerlo es siguiendo la dieta de Sirtfood.

Pudín De Plátano Y Coco

- 2 cucharada de semillas de chía (opcional)
- 2 plátano
- 500 ml de leche
- 2 huevo
- 4 cucharadas de coco rallado

preparación

1. En una cacerola, machaca el plátano con un tenedor.
2. Agrega el huevo y la leche y mezcla vigorosamente.
3. Si desea que su pudín sea más fluido, use una licuadora.
4. Cocina la mezcla a fuego medio, revolviendo constantemente.
5. Antes de terminar la cocción, agregue el coco y mezcle hasta que el pudín comience a hervir.

6. Una vez retirado el pudín del fuego, también puedes agregar semillas de chía.
7. Vierta el pudín en tazones o tazas y sírvalo caliente o frío.
8. Conservar en el frigorífico y disfrutar en 48 horas.

Alimentos Dietéticos Cetogénicos Para Vegetarianos

La lista de alimentos que debe elegir en esta dieta combinada debe ser baja en carbohidratos, pero también debe ser una buena fuente de los nutrientes que corren el riesgo de faltar en una dieta vegetariana.

Fuentes proteicas

Si eres un lacto-ovo vegetariano, este es fácil para ti. Los productos lácteos y los huevos pueden reemplazar fácilmente la proteína que perderá al eliminar las carnes, y también son bajos en carbohidratos.

Aminoácidos, Calcio, Hierro y Vitamina D

Una vez más, las semillas y los frutos secos son tus amigos cuando se trata de encontrar estos nutrientes. Las verduras de hoja verde oscuro como la col rizada y las espinacas también pueden ayudar, al igual que los productos a base de soja.

Pregúntele a su médico

Como ocurre con cualquier programa de dieta o nutrición, una dieta cetogénica no es para todos. Si bien ofrece beneficios medibles para la mayoría de las personas, la dieta cetogénica depende de un cambio drástico del equilibrio típico de nutrientes dietéticos, y un cambio tan dramático puede exacerbar algunas condiciones de salud existentes y puede desencadenar otras.

Antes de comenzar una dieta cetogénica, o cualquier otra dieta, para el caso, siempre debe consultar con un médico u otro profesional médico para asegurarse de que sea seguro para usted alterar su ingesta de alimentos en las formas exigidas por la dieta cetogénica. También debe prestar mucha atención a cómo su cuerpo está respondiendo a la dieta a medida que avanza, y si algo no se siente bien, consulte a su médico.

Debido a que la combinación de una dieta cetogénica y una dieta vegetariana puede ser tan compleja desde el punto de vista nutricional, es una gran idea consultar con un nutricionista o dietista autorizado antes de embarcarse en dicho plan. Una consulta lo ayudará a estar seguro de que está recibiendo una nutrición adecuada y puede ayudarlo a tener los alimentos adecuados a la mano para poder cumplir adecuadamente con el plan.

Duerme Bastante Y Duerme Bien

Ahora pasamos a un apartado sumamente imprescindible: el ejercicio. Si desea perder peso, el acondicionamiento de fuerza de todo el cuerpo es esencial. El levantamiento de peso te ayudará a construir músculo, que reemplazará a la grasa corporal. De hecho, el entrenamiento de fuerza es una de las pocas actividades que puedes hacer para acelerar tu metabolismo, es decir la cantidad de calorías que quemas en reposo.

Todos estamos familiarizados con una tienda local que vende mancuernas, pesas rusas y bandas de resistencia. En internet podrás encontrar rutinas de corta o larga duración, de manera que puedas realizar entrenamientos progresivos varios días por semana, que te ayuden a aumentar y mantener la masa muscular.

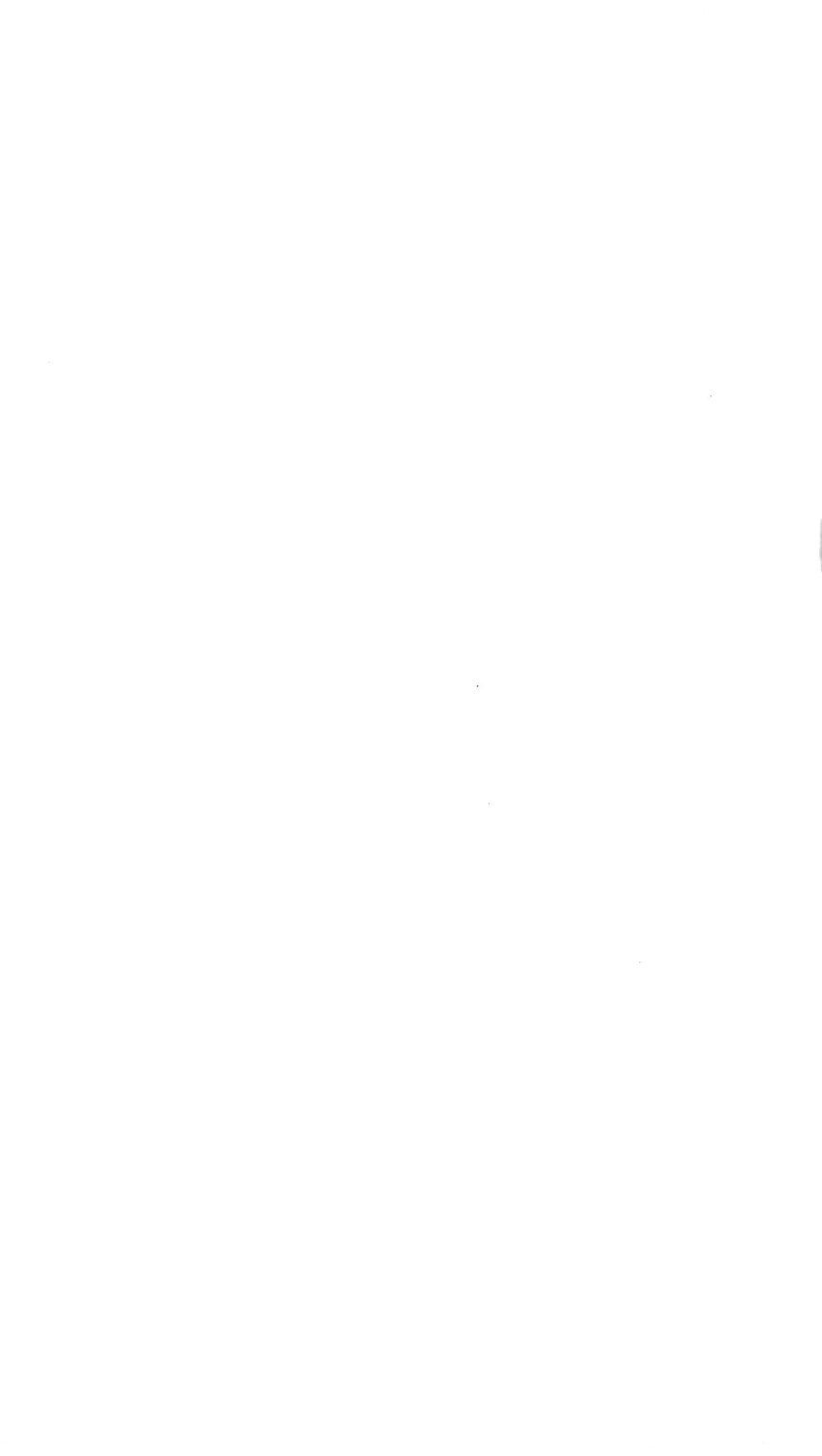